Le Vaccin
& l'épidémie actuelle
de Variole

PAR

Le Dr Lucien de MONTILLE
DE L'UNIVERSITÉ DE PARIS

PARIS
LIBRAIRIE DES FACULTÉS
A. MICHALON
26, Rue Monsieur-le-Prince, 26
1901

Le Vaccin

& l'épidémie actuelle

de Variole

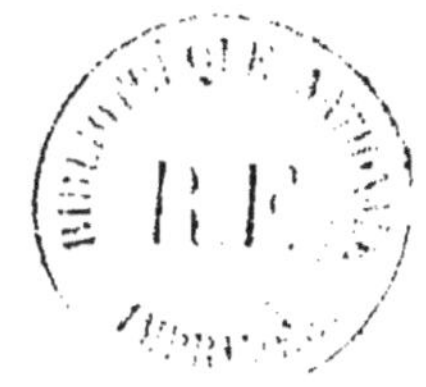

PAR

Le Dr Lucien de MONTILLE

DE L'UNIVERSITÉ DE PARIS

PARIS
LIBRAIRIE DES FACULTÉS
A. MICHALON
26, Rue Monsieur-le-Prince, 26

1901

A LA MÉMOIRE DE NOTRE COMPATRIOTE

BROWN-SÉQUARD

A NOTRE VIEIL AMI LE DOCTEUR DELISLE

Médecin du Ministère de l'Agriculture
et de l'Institut national agronomique
Médecin inspecteur des écoles et du bureau de bienfaisance

Hommage d'affection et de reconnaissance.

MEIS ET AMICIS

A NOTRE PRÉSIDENT DE THÈSE

MONSIEUR LE PROFESSEUR PROUST

Membre de l'Académie de Médecine
Inspecteur général des services sanitaires
Commandeur de la Légion d'honneur

PRÉFACE

Après tout ce qui a été dit et écrit sur la vaccine, on pourrait croire le sujet quelque peu épuisé. Mais, quand un danger ne semble plus menacer les hommes d'une façon suffisamment palpable, ils l'oublient et n'y croient plus. Quelques-uns ont même essayé d'abattre l'édifice si laborieusement construit, depuis un siècle, par Jenner et par Pasteur et son Ecole. De leur côté, les créateurs du vaccin anti-variolique qui s'inocule aujourd'hui, ont oublié les enseignements du passé, méconnu même ou mal interprété ceux des découvertes dernières. Bien peu de faits précis étaient acquis ; ils ont voulu poser des principes nouveaux et les ont posés *a priori* et même parfois en contradiction avec les anciens.

Faudrait-il donc dans une si grave question remettre tout à l'étude ? On peut le craindre. Si on ne met plus en doute les bienfaits de la vaccine, on peut encore montrer les méfaits d'un vaccin de mauvaise qualité, c'est-à-dire « *qui ne prend pas* », suivant l'expression consacrée.

I

Aperçu général.

Depuis bientôt un an la variole s'étend sans relâche, faisant tache d'huile. Elle s'est insinuée petit à petit à la faveur peut-être de la dernière Exposition Universelle. Le chiffre des décès, d'abord à peine supérieur à la moyenne des cinq dernières années, qui n'atteignait pas *un décès* par semaine, s'est élevé au chiffre maximum de *vingt décès* du 21 au 27 avril 1901. Les cas de variole ont atteint *102* dans la semaine du 12 au 18 mai. La moyenne des décès a été à Paris de 9 et celle des cas de variole de 80 environ, depuis le mois de septembre 1900.

Une pareille situation, bien faite pour éveiller des craintes, nous a suggéré l'idée de cette étude, où il nous a paru intéressant de rechercher à quelles causes il faut attribuer la facilité avec laquelle le fléau a pris cette importance relative.

Cependant, nos soldats sont vaccinés et revaccinés au régiment ; les enfants des écoles communales, les élèves des grands établissements scolaires, les employés de l'Etat, de l'Assistance publique, des villes, et même d'un certain nombre d'usines le sont de la même façon.

C'est fort bien et ce serait encore mieux si la vaccination était plus générale. Il suffit, en effet, de consulter les tables de mortalité de la Statistique Municipale pour voir que pour les premiers mois de cette année, par exemple, les décès de 20 à 39 ans sont représentés pour les femmes par un chiffre plus que double de celui des hommes (la proportion est de 34 à 15). On ne peut expliquer une différence aussi forte, qu'en admettant que ces femmes n'ont pas été soumises à la vaccination ou, pour quelques-unes, à la revaccination, alors que les hommes du même âge subissaient au régiment les deux obligations. Il reste donc dans la population de vieux foyers d'infection. De ces foyers, où la variole a toujours plus ou moins été, est malheureusement, et sera peut-être encore longtemps à l'état à peu près endémique, elle fait de temps à autre des incursions dans le domaine des soi-disant immunisés : vaccinés depuis trop longtemps, ou vaccinés sans succès se croyant à l'abri.

Cette source de variolisables, qui seront contaminés dès la première occasion, provient de ces réfractaires, qui échappent à l'obligation de la vaccine, ou qui, malgré leur bonne volonté, n'ont jamais pu être vaccinés avec succès. Nous pourrions classer ce groupe, si accessible à la contamination, sous le terme générique de variolisables *ab ovo*.

Le deuxième groupe comprend tous ceux chez lesquels la vaccination, bien qu'ayant évolué sous son aspect classique, n'a pas eu un effet préservatif suffisamment prolongé, que la vaccination soit récente ou ancienne ; bien que, au point de vue du pronostic, il y ait une certaine différence dans la capacité de variolisation des uns et des autres.

Certes nous ne saurions qu'approuver les efforts méritoires de ceux qui ont essayé de faire prévaloir devant les Chambres (projets Liouville, Constans), la nécessité d'une loi obligatoire avec sanction pénale, plus que jamais nécessaire, pour imposer la vaccination et la revaccination, cette dernière vers l'âge de douze ans, par exemple. Plusieurs pays voisins en ont déjà mesuré les bienfaits (Allemagne, Angleterre et Suisse pendant un temps).

Plus que séculaire, car on la ferait remonter peut-être à plus de mille ans si on considère comme une vaccine dangereuse, mais efficace, la variolisation pratiquée de temps immémorial dans l'Inde, l'institution vaccinale mérite encore le respect universel.

Sans doute, la vaccine ne préserve pas indéfiniment de la variole. Son inventeur l'avait cru à tort. Mais, parmi toute la série des vaccins découverts ces vingt dernières années, et qui sont peut-être redevables de leur invention à la découverte de Jenner, quel est donc celui qui préserve longtemps du mal qu'il guérit ?

Le sérum antipesteux ne donne qu'une durée de préservation d'une quinzaine de jours ; un de nos confrères d'O-Porto, pour l'avoir oublié, l'a payé de sa vie. Le vaccin antitétanique ne fait pas jouir d'une immunité plus durable ; il en est de même du sérum antidiphtérique. Pour trouver de plus longues durées d'immunité, il faut s'adresser à la série des vaccins qui contiennent des germes figurés atténués, tels que le vaccin charbonneux ; et encore, est-il nécessaire de vacciner *tous les ans* les animaux qu'on tient à préserver du charbon.

Il ne faut donc pas être trop exigeant.

Toutes courtes que soient ces durées de préservation, elles ont été d'un précieux secours : ici pour enrayer la peste ; là pour préserver du tétanos des blessés ou des bêtes opérées, là encore dans les milieux d'épidémie diphtérique.

On nous reprochera peut-être de comparer à la variole des maladies de la gravité du tétanos, de la peste et de la diphtérie. A ceux qui trouveraient le parallèle excessif, nous conseillons la lecture du rapport de M. le professeur Proust sur la vaccine (pour 1889).

Ils y verront que dans l'épidémie de Sheffield, sur 686 personnes non vaccinées, 371, soit plus de 50 pour cent, ont été enlevées par la variole (1).

Pareils chiffres se passent de commentaires.

Il est toujours triste, malgré tant de preuves entassées depuis un siècle, de voir encore des personnes, aveuglées par des idées préconçues ou étrangères au débat, telles que le respect de la liberté individuelle, combattre par tous les moyens en leur pouvoir l'inoculation vaccinale, comme les autres inoculations préventives.

(1) Cette proportion a même été dépassée : 8 Esquimaux du Jardin d'Acclimatation en furent atteints, il y a quelques années ; aucun n'échappa.

On sait qu'il existe une ligue universelle des *anti-vaccinateurs*.

Parmi tant de diatribes contre le progrès, il est bon de noter l'entrefilet suivant relevé dans un petit opuscule que nous n'aurions pas daigné citer, si son auteur n'avait été médecin aide-major pendant la guerre de 1870-71 : « *Par un engouement aveugle le monde savant officiel accueillit, avec l'enthousiasme que l'on sait, les théories pasteuriennes* (1). » Ce factum, daté de 1892, prétend rendre la vaccine responsable des pires méfaits. Nous ne craignons pas que de pareilles billevesées puissent nuire à la grande théorie pasteurienne. Mais elles n'en ont pas moins le grave inconvénient de semer le doute dans le public et par suite de le rendre sinon hostile, au moins indifférent. Il est profondément regrettable qu'il n'existe pas une loi permettant de réprimer de pareils écarts de langage, qui n'aboutissent qu'à saper les bases sur lesquelles repose l'hygiène des sociétés modernes, surtout quand ils s'attaquent à une pratique recommandée par les corps savants.

Il faut cependant reconnaître, quelque triste que puisse être pareille constatation, que ce n'est qu'en 1874 que la vaccination est devenue obligatoire pour notre armée, alors qu'elle l'était pour l'armée prussienne depuis 1834.

L'expérience nous avait instruits : la variole avait fauché nos rangs, respectant au contraire ceux de l'ennemi.

(1) X. Raspail. — *La vaccine aussi inutile que dangereuse*. Paris, 1892. (Cet opuscule est inséré dans un almanach pharmaceutique.)

II

Le vaccin et la microbiologie

La variole est la seule maladie contre laquelle on se soit servi utilement et sans danger, non du virus même qui la produit (variolisation, vaccination du charbon, etc.), mais d'un virus voisin. Cette exception a depuis un siècle suscité beaucoup de travaux.

Mais, malgré toutes les tentatives faites pour mettre en évidence l'identité des deux maladies, les conclusions de M. Chauveau sur les rapports qui existent entre elles (t. LX C.-R Ac. Sc.), ont encore force de loi. Tout au plus peut-on mettre en avant, comme probabilité de l'existence d'une souche commune au vaccin et à la variole, la possibilité de créer par des moyens de culture artificiels des races microbiennes douées d'une vitalité et d'une virulence moindres, qu'elles peuvent conserver indéfiniment dans les cultures successives qu'on en fait (Nocard et Leclainche, art. Charbon, Choléra des poules).

Ces travaux sur les rapports de la variole et de la

vaccine ont amené les auteurs à étudier le vaccin au point de vue microbien.

On sait que M. le professeur Chauveau a démontré, par des recherches fort originales pour l'époque (1868), que le principe du vaccin était de nature « corpusculaire ». Mais, comme il l'a fait remarquer à l'Académie, la question n'a pas fait un pas depuis cette époque.

M. Chauveau avait employé dans ses recherches la décantation et la dilution. Par la première de ces méthodes il avait démontré que de l'eau surmontant du vaccin ne devient pas virulente malgré la dialyse qui se produit. Par la seconde, il avait constaté que le vaccin dilué au 1/50 devient difficilement inoculable et cesse bientôt de l'être si on dépasse cette proportion. Par la même méthode, il avait reconnu qu'une matière virulente, analogue sous beaucoup de rapports au vaccin, le claveau du mouton, est encore inoculable à celui-ci au 1/1500 de dilution. Ce fait semble indiquer la beaucoup plus grande rareté des « corpuscules » du vaccin. De nos jours, au lieu de la décantation, on emploie la filtration sur bougie de porcelaine (Strauss, Chambon et Ménard).

On a donc le droit de présumer de la nature vivante, microbienne si l'on aime mieux, de l'agent du vaccin. Mais, bien que dans la lymphe la plus limpide, on aperçoive toujours au microscope de très petits organismes en grand nombre (voir planches de Crookshank), on n'est pas encore parvenu à isoler de cette flore la cause de l'exanthème vaccinal.

Nous savons bien que si ce résultat était acquis, il

serait probablement plus facile de conserver au virus-vaccinal une énergie toujours égale, comme on y parvient si facilement aujourd'hui pour un grand nombre d'espèces microbiennes : la diphtérie, le tétanos, le streptocoque pyogène, par exemple.

Mais, dans l'état actuel de la question, les instituts vaccinaux se sont trop hâtés de se précipiter, tête baissée, sur le microscope. Voulant appliquer trop vite à la pratique les maigres résultats obtenus, ils sont arrivés à des conclusions erronées.

Sous prétexte que le vaccin frais contient des microbes, qui semblent pouvoir être assimilés à des espèces pathogènes, dans la crainte que l'emploi de ce vaccin récent d'origine animale ne donne lieu à des accidents ulcéreux ou phlegmoneux, les officines vaccinales se sont évertuées à manufacturer un produit qui fût *exempt de tout germe figuré*, à faire ce qu'ils appellent « l'*épuration* » de la pulpe glycérinée *par le vieillissement*.

Cette « épuration » exige pour être complète 4 mois pour les uns (Leoni), 6 et même 7 mois pour les autres (St-Yves-Ménard, Vaillard et Antony). Mais on reconnut bien vite que des pulpes aussi vieillies ne valaient absolument plus rien. Comme le fait remarquer M. Nocard : « Si l'épuration de la pulpe glycérinée par le temps n'est pas niable, il est certain qu'elle peut s'atténuer dès le troisième mois (1), et l'on risque d'employer *des vaccins*

(1) Bien avant, le plus souvent. Pour M. le professeur Layet, pour le Dr Commenge, il n'y a de vaccin actif que le vaccin frais pris directement sur l'animal.

purs, mais inertes. » Aussi ne semble-t-on pas avoir dépassé pratiquement deux mois de vieillissement.

Du reste, la discorde est dans le camp des instituts vaccinaux. MM. Chambon et St-Yves-Ménard déclarent qu'au bout de 40 à 60 jours, la pulpe vaccinale possède encore à la fois son *maximum de virulence* et *une pureté parfaite.* Ce maximum de virulence se conservant *intact* malgré le vieillissement, nous surprend.

MM. Fluck et Félix, directeurs de l'Institut de Lausanne, sont moins affirmatifs. Pour eux le vaccin perd certainement son activité avec le temps, et il est prudent pour avoir un produit actif de le choisir *aussi frais que possible.* Il est regrettable de voir M. Chaumier prôner encore, avec Léoni, le vaccin vieux comme le meilleur, bien qu'il ait déclaré au congrès de Médecine de 1896, avec M. Boureau, que l'épuration ne va pas sans perte de virulence et qu'il avoue encore que « le vaccin garde *plus longtemps sa virulence* à la glacière, *mais* qu'il *s'y purifie moins vite* ». Il y a donc égalité entre purification et perte de virulence.

Ainsi donc, oubliant que le vaccin est composé de « corpuscules » vivants et qu'on ne peut les raréfier sans danger pour lui, n'ayant en vue que la production d'un produit anodin, les instituts vaccinaux sont arrivés au résultat qu'ils se proposaient : *fournir beaucoup de vaccin,* auquel on ne puisse reprocher aucun accident gênant *si minime et si négligeable* qu'il soit.

III

Le vaccin animal actuellement employé ne donne que de très mauvais résultats.

Mais rien ne sert d'insérer sous l'épiderme de milliers de personnes une matière inerte. Rien ne sert de publier dans les bulletins de statistique qu'en 1898, par exemple, la ville de Paris a fait dans ses services officiels 32.000 vaccinations et 40.000 revaccinations sans autres épithètes. Tout respectables que puissent paraitre ces chiffres, il eût été bon de publier le succès de ces inoculations. Si sur ces 40.000 revaccinations, deux ou trois mille seulement ont été suivies du développement d'une pustule vaccinale, notre admiration se changera en pitié pour les malheureux, qui se sont donné tant de peine, pour arriver à un si piètre résultat.

Il est bien à craindre que notre supposition ne soit la triste réalité. Il y a quelques semaines, le Dr Delisle vaccinait devant nous *une douzaine de personnes* qui depuis longtemps n'avaient été vaccinées ou revaccinées ; le résultat *fut absolument nul*. La pulpe glycérinée, en tube, provenait d'un institut suisse. Ce fait nous avait beaucoup surpris. Il nous a décidé à faire cette étude. Le Dr Aubry nous a, depuis, communiqué un fait semblable : du vaccin en tube, de l'Institut de vaccine animale, inoculé à une *vingtaine de personnes* (vaccinations et revaccinations) *fut sans effet.*

Le Dr Silvy nous a fait sur le même sujet, une communication orale des plus importantes. Pendant l'automne dernier il a vacciné, avec deux collègues de l'armée, un millier de réservistes. Le résultat (officieux) *fut à très peu près nul.* Le vaccin en tubes provenait du Val-de-Grâce.

Le médecin aide-major Legrand donne (n° 70 de la *Médecine Moderne*, 1900), 2 à 3 pour cent seulement, comme résultat centésimal des revaccinations effectuées ces dernières années. Il trouve ce chiffre *bien inférieur* à celui que l'on obtenait auparavant (30 à 70 %), et encore fait-il remarquer, qu'il a fallu pour consigner cette proportion appeler à la rescousse « *le ban et l'arrière-ban de toutes les éruptions vaccinales.* » M. Malbec a cité dans la *Tribune Médicale* des insuccès analogues avec le vaccin de l'Académie. Le docteur Virey (*Médecine Moderne,* n° 1, 1901) s'est plaint également des médiocres résultats qu'il obtenait.

Pour clore la série de ces statistiques nous ne pouvions mieux faire que de consulter celle du médecin inspecteur des écoles, docteur Delisle, dont la compétence sur la question n'est pas discutable.

De 1889 à 1900, sur 835 garçons et 451 filles (au-dessus de 10 ans), soit 1286 revaccinations, il n'a obtenu que

123 succès, ou 9,5 0/0 comme moyenne générale. La moyenne annuelle s'est abaissée certaines années à 0, 2, et 3 0/0 (1889, 1898 et 1899).

Le vaccin employé était de la pulpe en tubes, ou prise directement sur l'animal. Ce même vaccin ne lui a donné chez le nouveau-né que 60 à 70 0/0 de succès. Il en obtenait autrefois 80 à 95 0/0 avec le vaccin de bras à bras, chez le nouveau-né et 29 0/0 chez les revaccinés.

On peut citer, comme corollaire quelque peu obligé de ces insuccès, dus au manque de virulence du vaccin, la fréquence avec laquelle la variole atteint les enfants *de 1 mois à six ans vaccinés*. Le docteur Delisle nous a déclaré que *pendant la période des vaccinations de bras à bras, faites à la mairie du Ve arrondissement* (1884-90), il n'a *jamais vu de cas de variole, grave ou atténuée*, chez les enfants de cet âge vaccinés ; tandis que depuis l'usage du vaccin, pris directement sur l'animal ou en tubes, il en a relevé *un très grand nombre et parfois de très confluentes*.

Dans le même ordre d'idées, le fait suivant est des plus instructifs : en 1886, cinq élèves de l'Institut agronomique, revaccinés avec succès l'année précédente au régiment, avec du vaccin de génisse et en portant les marques, furent inoculés avec du vaccin d'enfant, en même temps que leurs camarades. Le succès fut complet sur les cinq.

Ces faits ont leur éloquence. Nos ancêtres ont ignoré longtemps la possibilité d'une réinoculation, efficace à si bref délai. L'Académie en cherchait encore des preuves, sans en trouver, en 1840 (Mémoire de Sédillot sur les revaccinations).

IV

Le vaccin qui ne « prend pas » est un mauvais vaccin.

On ne manquera pas de nous faire remarquer que si l'inoculation *n'a pas été suivie de succès,* c'est qu'elle a été faite sur un *terrain encore en possession d'une immunité antérieure.* Voilà bien l'objection qui a fait le succès des instituts vaccinaux, car elle prétend innocenter tous les vaccins *quelque nuls qu'il puissent être* et par suite couper court aux réclamations.

Il ne nous est pas venu à l'idée, un seul instant, de nier l'existence d'une immunité antérieure possible, suite d'une vaccination légitime, immunité plus ou moins précaire, il est vrai, et dont la durée est assez variable. Mais, il est permis de s'étonner, que ce soit précisément au moment même où on signale de toutes parts les insuccès des vaccinations et des revaccinations et où, par conséquent, CETTE IMMUNITÉ INVOQUÉE DEVRAIT ÊTRE A SON MAXIMUM, OU PEU S'EN FAUT, que les cas de VARIOLE AIENT SUBI UNE RECRUDESCENCE AUSSI IMPORTANTE. On a considéré cependant, jusqu'ici, la vaccine et la variole comme deux affections immunisant l'une contre l'autre, et contre elles-mêmes. *Un être réfractaire à la vaccine, doit l'être, au même titre, à la variole* : le fait est indiscutable. En tous cas, nous ferons remarquer que souvent l'immunité antérieure invoquée est bien HYPOTHÉTIQUE et qu'on ne s'appuie tant dessus, que PARCE QUE L'ON CROIT A L'INFAILLIBILITÉ DU VACCIN EMPLOYÉ (1).

Le principe de cette infaillibilité attribuée au vaccin actuel, a conduit certains auteurs, entre autres M. le docteur Hervieux, à défendre devant l'Académie la légitimité des boutons de fausse vaccine (vaccinoïde). Malgré tout le respect que nous avons pour M. Hervieux, dont nous admirons plus que personne le zèle infatigable, pour tout ce qui touche à la vaccine, il nous est impossible de souscrire à cette théorie.

Avec elle, on arrive à classer parmi les succès toutes les piqûres qui ont été le siège *du moindre phénomène inflammatoire*. Nous avons vu cependant la faible proportion des succès obtenus, malgré le secours de ces éruptions polymorphes. Les auteurs anciens étaient plus timorés. Qu'on lise à ce sujet le rapport de Sédillot sur les revaccinations. On y remarquera la sage précaution qu'il prend, de n'admettre comme vaccine légitime, que les pustules développées après LE 2e JOUR AU MOINS ET QUI NE SE DESSÈCHENT PAS AVANT LE NEUVIÈME ; ayant

(1) MM. Félix et Flück font remarquer à ce sujet *(Médecine moderne)* que tel bon vaccin *réussira, à peu de jours de distance*, là où du mauvais vaccin *vient d'échouer*. On aurait pu cependant appeler *l'immunité antérieure* au secours de ce dernier.

présenté *dans l'intervalle le bourrelet caractéristique avec la dépression centrale*. C'est aussi l'avis de M. Besnier.

Un travail inflammatoire qui tourne court ne peut déverser dans l'économie assez de substance vaccinante pour prolonger suffisamment une immunité qui s'éteint. Aussi, il est bon de féliciter le docteur Virey (*Médecine Moderne*, n° 1, 1901) de sa prudente réserve quand il dit que le vaccin qui ne produit qu'une légère réaction inflammatoire, sans donner une pustule bien nette, « confère cependant *un certain degré d'immunité*. Pour combien de temps? dit-il ; je ne sais pas. CERTES PAS POUR 7, 8 OU 10 ANS, *mais pendant quelques mois et peut-être un couple d'années.* »

On a le droit de penser que L'IMMUNITÉ NOUVELLE, AINSI ATTRIBUÉE HYPOTHÉTIQUEMENT *à la fausse vaccine inoculée, n'est que la* CONTINUATION DE L'ANCIENNE *immunité*. Il nous semble que *le travail vaccinal local exprime en grande partie l'intensité du processus vaccinant* : la pustule, ou la nodosité sous-cutanée qui peut la remplacer, ne sont en somme que les portes d'entrée dans l'organisme des « corpuscules » vaccinaux, dont la présence dans le sang a été bien mise en évidence par Raynaud chez le cheval et par MM. Strauss, Chambon et Ménard chez le veau. Plus cette porte d'entrée sera grande et plus la pustule persistera, plus l'effet sur l'organisme sera intense.

En tous cas, si les insuccès actuels continuent, nous arriverons bientôt à considérer la pustule légitime comme un mythe. La vaccine ne sera plus alors qu'une utopie. Le revacciné se croira à l'abri, sans chercher à posséder sur le bras les stigmates du bon vaccin ; ou, s'il aura eu connaissance de voisins, inoculés comme lui sans plus de succès, et atteints de variole, sa foi sera profondément ébranlée. Les affiches du préfet de police ne le décideront plus à se soumettre encore à la lancette. Qui pourrait d'ailleurs l'obliger à revenir si souvent se faire vacciner ; si les revaccinations ne réussissent, par exemple, que dans 10 °/₀ des cas, il lui faudrait rigoureusement (en moyenne) recommencer dix fois.

Bien plus, *beaucoup de médecins, découragés par les résultats qu'ils obtiennent, laissent de côté les revaccinations.* De là cette confiance des instituts vaccinaux qui croient, parce que les vaccinateurs ne leur renvoient pas tous les mauvais tubes, qu'ils fabriquent un excellent produit.

Ils prétendent que ces insuccès sont des faits isolés. Mais cependant *ils ne triturent pas un seul tube à la fois* dans la savante machine à malaxer le vaccin (machine de Chalybaüs), *mais bien des centaines.* Quand un tube s'est trouvé sans effet sur vingt personnes, cent autres *aussi uniformément mauvais*, ne réussiront pas davantage sur 2000 autres personnes, toutes proportions gardées.

V

Il y a vaccin et vaccin.

On s'est trop empressé de poser comme *principe a priori la conservation de la virulence vaccinale sur la race bovine*. De là, on est arrivé à considérer le vaccin comme un corps toujours identique à lui-même, presque comme une substance chimiquement définie : « *La vache laitière est la seule qui peut recevoir, conserver et fournir la variole-vaccine* (1) *inaltérée, inaltérable et toute puissante de préservation* » (2).

Le principe est bien douteux ; les instituts vaccinaux se sont chargées, eux-mêmes, de le prouver surabondamment.

Il est vrai que, çà et là, ceux mêmes qui nous vantent les mérites de ce fameux vaccin de culture sur le veau,

(1) L'auteur de ces lignes admet l'identité de la variole et de la vaccine.

(2) Docteur MONTEILS (de Florac). — *Mémoire sur la vaccine*, cité dans CARRIEU et POURQUIER : *La génisse source de vaccin*, Montpellier. 1880.

sont les premiers à nous avouer que souvent bien des instituts vaccinaux font des récoltes de vaccin à *virulence nulle* ; et que même quelques-uns d'entre eux se sont vus de ce fait obligés à fermer leurs portes (Anzin, Dijon) (1). Mais, c'est pour eux sans importance ; ces mêmes peccadilles dont ils font si bon marché quand il s'agit du vaccin animal, ils ne les pardonnent pas au vaccin transmis de bras à bras, pour les rares fois où on l'aurait trouvé en défaut.

Ils semblent avoir complètement oublié qu'il en est du vaccin comme de tous les virus. S'il est susceptible de s'atténuer, comme ils le reconnaissent, il peut dans certaines circonstances, ou *en passant de certains milieux sur d'autres*, récupérer cette virulence perdue et même la dépasser.

Il nous faut remarquer, dès maintenant, que le réactif ordinairement choisi pour l'essai d'un vaccin : l'enfant, encore vierge de toute inoculation antérieure, est un réactif par trop sensible. Par exemple, actuellement, du vaccin qui donnerait sur le nouveau-né 50 à 60 % de succès, pourra ne réussir que sur 3 % des revaccinés. C'est bien pire, si l'on prend comme terme de comparaison le veau. M. Leclerc a pu inoculer *avec succès* à celui-ci de la pulpe vaccinale glycérinée, *vieille de plus d'un an*, qui avait cependant cessé d'être inoculable efficacement à l'enfant *à quatre mois*, et peut-être avant.

Il ne faut donc pas conclure des bons résultats que

(1) E. Chaumier. — La question de la vaccination. La vaccination à Paris. Le vaccin de l'Académie (Ext. de la *Gazette des maladies infantiles*), 1901.

l'on obtient sur l'enfant (et à plus forte raison sur le veau) à la *valeur réelle d'un vaccin*. Les succès avoisinent trop facilement 100 % et *toute comparaison avec un produit plus actif, devient impossible*, à moins de *ne comparer alors entre elles que des revaccinations*. Aussi ce n'a pas été sans étonnement que nous avons vu le docteur Boyer, déclarer qu'après avoir obtenu avec de la pulpe vaccinale glycérinée 100 % de succès chez des enfants vaccinés, il n'avait *pas obtenu de meilleurs résultats*, dans les mêmes conditions, avec du cow-pox dérivé d'un horse-pox, fourni par M. Galtier, de l'école vétérinaire de Lyon. Il ne cite pas de chiffres à l'appui. Nous aimons à penser qu'il lui eût été bien difficile d'obtenir plus de cent succès, sur le même nombre de vaccinés.

Il faudrait cependant ne pas considérer la pulpe actuelle comme un *nec plus ultra* (Carrieu et Pourquier, Warlomont).

Les instituts vaccinaux semblent avoir *complètement oublié* qu'il est une maladie épidémique du cheval, *qui s'appelle le horse-pox*, et qui n'est autre que la vaccine, développée sur cet animal, spontanément (en apparence seulement, comme la variole sur l'homme). Cette maladie se manifeste sous forme d'éruptions de pustules sur la peau, aux membres principalement, et sur les muqueuses (H. Bouley). Que l'infection du cheval se fasse par les voies respiratoires, par le tube digestif ou même par la voie cutanée, les auteurs ont remarqué la plus grande activité de ce vaccin (H. Bouley, Lafosse), transmis à l'homme directement, ou après un passage sur la vache ou sur le veau. La plus grande dimension des pustules, *leur plus longue durée*, la plus grande intensité de la fièvre ont été notées. Pareilles constatations avaient été faites par Fiard et par Bousquet pour le vaccin spontané de la vache, le cow-pox. Il faut en rapprocher également ce fait découvert par M. Pourquier que les pustules de la clavelée du mouton sont *d'autant plus virulentes que leur évolution dure plus longtemps*, et qu'il faut pour les inoculer *sans danger* à l'animal, que cette durée d'évolution *ait été réduite* artificiellement de 15 jours à 10 ou 11.

Mais, bien que conservant pendant quelques transmissions (par inoculations) d'animal à animal son intensité première, à peu près intacte, le vaccin présente de la tendance à dégénérer, non seulement chez le cheval (Chauveau), mais aussi chez la vache.

Il se produit une première atténuation, des plus marquées, quand on transforme sur celle-ci du horse-pox en cow-pox. De plus, les causes d'atténuation s'ajoutent sans cesse sur cet animal (Nocard). Le vaccin du veau *a en effet une grande tendance à devenir purulent* dès l'inoculation, c'est là un très grave défaut à la base même de la vaccination animale actuelle (Pourquier, C. R., Ac. Sc., 1888).

Il faut, pour l'éviter, employer de la pulpe glycérinée (1) vieillie, ou de la lymphe défibrinée, c'est-à-dire deux produits bâtards.

Nous avons signalé le fait pour la pulpe, et les mêmes

(1) La glycérine ne doit pas être sans action sur le vaccin. M. Nocard a contasté la rapidité avec laquelle elle anéantit la virulence d'une matière fort analogue, le claveau du mouton.

auteurs qui nous prônent celle-ci, disent qu'elle est bien supérieure comme activité à la lymphe (docteur Boyer) (1).

La mauvaise qualité de ces semences explique la fréquence avec laquelle les instituts vaccinaux sont obligés, *sous peine d'échec complet* (Chaumier), d'avoir à les renouveler.

Eh bien ! la vaccine, entretenue sur le terrain humain, est à l'abri de cette purulence, qui est *spéciale à la race bovine*. On s'explique ainsi la facilité avec laquelle le vaccin humain conserve sa virulence, et réussit, là où le vaccin animal a échoué. Le fait a été reconnu par M. le professeur Layet (partisan convaincu cependant du vaccin de génisse), par M. Blache, par la Commission de Turin qui a donné comme coefficient du vaccin humain 2 et du vaccin animal 1. Non seulement, le vaccin humain garde sa valeur dans ses transmissions successives, mais, mis en tubes, il *peut rester inoculable très longtemps*. De la *lymphe humaine, diluée dans 10 fois son volume d'eau* avant d'être mise en tube scellé à la lampe, a pu être inoculée avec succès plus de 3 ans après par Melsens. Dernièrement le docteur Delisle a vacciné une petite fille avec de la lymphe humaine, *datant de 3 ans*, en tube (sans glycérine) (2). Le résultat a été excellent.

(1) Aussi d'après le docteur Chaumier, certains instituts vaccinaux la trouvant peut être trop active la diluent dans *15 fois son volume de glycérine*. Il est vrai qu'ils pourraient invoquer l'autorité de Cloquet. M. Chauveau venait de signaler la possibilité de diluer le vaccin dans 15 parties d'eau sans affaiblissement sensible, et Cloquet fit remarquer à l'Académie que, si le fait était confirmé, il y aurait grand avantage à l'employer dans la pratique.

(2) Il serait urgent de savoir si la glycérine est vraiment utile à la conservation du vaccin. Le docteur Fouque, aide de M. Chambon,

Nous sommes loin des *durées de conservation maxima* reconnues à la *lymphe animale* (*1 mois au plus*) et *à la pulpe sèche ou glycérinée* (*4 mois au plus*).

Il faut bien noter que *la pulpe se conserve plus longtemps que la lymphe*, et, qu'en toute justice, l'on ne peut comparer la lymphe humaine qu'à la lymphe animale (1).

Aussi, ne craignons-nous pas d'affirmer que *le vaccin conservé sur l'enfant est de beaucoup le meilleur* au point de vue de *l'intensité d'action.*

dans sa thèse (Paris 1888), parle, contrairement aux opinions citées plus haut, du *danger des accidents phlegmoneux* consécutifs à l'emploi de pulpes glycérinées *vieillies*. Si la glycérine n'a d'autre utilité que de préserver (et incomplètement) de la putréfaction, en réduisant la virulence à sa plus simple expression, elle fait payer bien cher ses services.

(1) Nous ne pensons pas qu'on ait jamais gratté à la curette le bras d'un vaccinifère, pour recueillir la pulpe des pustules.

VI

Ce qu'il faudrait faire.

Nous sommes convaincus que l'on peut remédier à la situation actuelle. Certes, nous n'avons pas l'intention d'essayer de replacer sur son ancien piédestal la vaccine jennérienne. Mais, si l'on a oublié quelques-uns de ses avantages, on a *singulièrement exagéré* ses défauts.

La *syphilis vaccinale*, en particulier, a terrifié les derniers partisans de la vaccination de bras à bras. Ils oublient qu'elle *est extrêmement rare*.

Sur un demi-siècle de *vaccinations faites sur tout le globe, sur un nombre colossal de vaccinés*, par conséquent, c'est à peine, si on en a recueilli quelques centaines de cas, dont tous ne sont pas probants, dont une faible partie seulement a dû entraîner la mort à courte échéance. Le fallacieux prétexte d'une problématique syphilis eût coûté la vie à beaucoup d'humains si l'on avait, pour cela, dans cette crainte, négligé les vaccinations.

M. Josserand fait remarquer dans un travail sur les

contaminations vaccinales, que les épidémies signalées en Italie, leur « *terre classique* », ont été provoquées par l'emploi de vaccin d'enfant du *huitième* au *onzième* jour, c'est-à-dire en pleine suppuration. Elles étaient évitables. Le docteur Delisle qui a une longue pratique des vaccinations de bras à bras, nous a déclaré *n'en avoir jamais rencontré*. Aussi, *sans exagérer*, faut-il conclure, en faisant une comparaison profane, que l'on avait autant de chances de contracter la vaccino-syphilis, que d'être blessé ou tué dans un accident de chemin de fer.

Quant à la tuberculose, nous n'en parlons que pour mémoire; on sait qu'il est impossible de la transmettre, même en employant comme vaccinifère un tuberculeux avéré.

On vaccinait, il est vrai, moins vite avec le vaccin d'enfant, parce que l'on n'avait pas toujours à sa disposition un vaccinifère irréprochable; mais l'on faisait de meilleure besogne que de nos jours (1).

Nous ne faisons cependant pas de difficultés pour reconnaitre que l'on doit chercher mieux. Dès 1844 James faisait connaitre à l'Académie l'avantage qu'il y avait à passer le vaccin humain à la vache, sur laquelle il conserve, *pendant quelques transmissions*, ses vertus premières. Le produit obtenu, baptisé depuis du nom de *rétrovaccin*, a donné de bons résultats aux vaccinateurs allemands.

Nous ne comprenons pas pourquoi M. Layet en parle

(1) Il serait à souhaiter que les médecins se désintéressent moins des vaccinations. Un trop grand nombre ne savent inoculer le patient *qu'en faisant saigner la plaie*, et parfois abondamment, oubliant qu'ils en compromettent ainsi le succès.

avec tant de mépris : « Ils n'hésitent pas, dit-il, dans son « *Traité sur la vaccination animale* », *à décorer du nom de lymphe animale* le vaccin humain, ayant simplement passé par *une ou deux génisses*. Il est clair que le vaccin, émanant d'une source pareille, *est beaucoup trop rapproché du vaccin humanisé*, dont il a *dû conserver en grande partie la vitalité spéciale*. On pourrait s'expliquer ainsi *les succès vraiment exceptionnels de quelques expérimentateurs* allemands, qui en utilisant des *conserves de rétrovaccin ont bénéficié de l'activité que le vaccin humanisé depuis peu, conserve vis-à-vis de l'homme*. »

A quel moment la lymphe devient-elle donc « *animale* » sur le veau, et quand cesse-t-elle de l'être ? La syphilis n'étant pas inoculable à l'animal, ce danger ne peut être reproché à la méthode. Aussi, en raison même des *avantages* que signale M. Layet, il serait bon d'essayer la méthode (le docteur Delisle a émis la même idée dans la *Médecine moderne*).

Mais, pour les récoltes de vaccin animal, il y aurait avantage à sacrifier la quantité à la *qualité*. M. le médecin-major Rigal a constaté que les *pustules du quatrième jour étaient plus actives que celles recueillies au cinquième ou sixième jour* (comme actuellement). Mieux vaut posséder un vaccin *trop actif*, que de compter sur « *l'essai clinique* » dont parle M. Chaumier, pour dépister un vaccin inactif. Nous pensons que le *meilleur essai clinique, et le plus pratique*, est encore celui dont nous avons montré les résultats au chapitre III.

Mieux vaut posséder un vaccin très virulent que de se

torturer l'esprit, comme l'a fait le docteur Titéca, pour montrer qu'il y avait avantage, pour saturer l'économie de vaccin, à employer la *vaccinisation*, c'est-à-dire : inoculer le bras jusqu'à insuccès (d'ordinaire 2 à 3 fois, à 8 jours d'intervalle). Ce procédé, bien qu'il repose sur une base indiscutable, est bien peu pratique, on en conviendra.

Il faudrait aussi ne pas négliger les éruptions naturelles de vaccin sur le cheval, ou sur la vache. Ce qui nous étonne le plus, c'est l'indifférence dans laquelle restent plongés de nos jours, ceux qui par hasard ont la bonne fortune d'être les témoins d'une épidémie de horse-pox (1).

Trop souvent méconnue au début par les vétérinaires, malgré les belles leçons de Bouley, c'est à peine si une telle découverte émeut les médecins.

Ils reconnaissent bien chez les hommes contaminés le caractère vaccinal de l'éruption, mais ne vont guère plus loin. C'est du vaccin ? mais il est si facile de s'en procurer aux instituts ! Et ils négligent ainsi de renouveler à la source leurs conserves vieillies. Dernièrement, dans un rapport à l'Académie (2), M. Hervieux contait l'histoire que nous venons d'ébaucher, et il ajoutait qu'il serait nécessaire, pour éviter le retour de pareils accidents (la contamination des palefreniers), de vacciner ceux-ci. La conclusion est inattendue. On ne serait pas sûr, avec le pitoyable vaccin dont nous disposons, de les

(1) Quant au cow-pox, on n'en entend plus parler, depuis la mauvaise habitude que l'on a prise, d'appeler de ce nom le vaccin cultivé indéfiniment sur le veau.

(2) Comptes-rendus, *Ac. de médecine*, 21 mai 1901.

mettre à l'abri du horse-pox. D'ailleurs, il est malheureux de réduire la vaccine, à défaut de ce qu'on pourrait lui demander contre la variole, au rôle de protectrice d'une maladie aussi *bénigne* et aussi *salutaire* que le horse-pox.

On semble avoir complètement oublié les belles recherches de M. le professeur Chauveau sur la production *expérimentale* de cette éruption de horse-pox, appelée *spontanée*, improprement d'ailleurs. On sait qu'en injectant de la lymphe vaccinale, même très diluée, même vieillie (Arloing), dans les veines du cheval, ou dans sa circulation lymphatique, on provoque une éruption vaccinale généralisée simulant *de tous points* le horse-pox.

Raynaud a même pu exalter le vaccin au point d'en tuer deux chevaux. Il leur avait injecté la *lymphe sanguine* recueillie dans la veine lymphatique principale du membre, vacciné à son extrémité, d'un autre cheval. Les deux animaux sont morts de septicémie ; chez l'un d'eux, la mort avait été assez tardive pour laisser se développer un horse-pox caractéristique.

Il y a, par la méthode de M. Chauveau, un moyen de renouveler, à défaut de horse-pox ou de cow-pox naturels, le vaccin trop atténué et abâtardi.

L'essai vaudrait la peine d'être tenté.

CONCLUSIONS

De l'étude que nous venons de présenter, il résulte que :

1° Il faut imposer par une loi la vaccination et la revaccination obligatoire tous les dix ans au moins.

2° Les relevés statistiques des revaccinations et vaccinations démontrent, de façon absolument certaine, que *les pulpes actuellement employées, soit fraîches, soit en tubes, sont inférieures de beaucoup à l'ancien vaccin transmis de bras à bras* ; et que, dans un très grand nombre de cas, leur immunisation peut être considérée comme *nulle*.

3° Vu l'insuffisance du produit actuellement fourni par les instituts vaccinaux, il est urgent de rechercher une méthode de développement de vaccins réellement préservateurs.

4° La virulence des vaccins de culture dépend, *en grande partie*, du terrain sur lequel on les développe.

OBSERVATIONS

Ces observations qui nous ont été communiquées par M. le Dr F. Delisle, ont été prises dans le service du Bureau de bienfaisance du Ve arrondissement. Tous ces enfants avaient été *vaccinés avec succès*, au vaccin de *génisse* soit à la mairie, soit à l'hôpital.

Obs. 1. — Enfant U., fille, *3 ans et demi,* vaccinée à la naissance, (c'est-à-dire dans les 15 premiers jours). Variole constatée le 16 décembre 1900 ; pas de gravité, le Dr Delisle réclame la désinfection de la maison et la revaccination de ses habitants, rue Mouffetard.

Obs. 2. — Enfant U., *18 mois*, sœur de la précédente, vaccinée à la naissance. Variole constatée le 30 décembre 1900. On avait refusé de la soumettre à la revaccination le jour où l'on procéda à cette opération sur tous les habitants de la maison, sous prétexte qu'elle était trop jeune et n'en avait pas besoin. La variole aurait peut-être évolué malgré cela, mais moins confluente.

Obs. 3. — Enfant L., garçon de cinq ans. Variole constatée le 12 janvier 1901, rue Saint-Médard.

Obs. 4 et 5. — Enfants L., sœurs, cinq et sept ans ; vaccinées à leur naissance, à l'hôpital. Les deux prises de variole, à dix jours d'intervalle, la plus jeune la première, le 12 janvier 1901, rue de l'Épée-de-Bois.

Obs. 6. — Enfant D., atteint de variole à 3 ans, en janvier 1901, rue Mouffetard.

Obs. 7. — Enfant L., 6 ans, variole remontant au 18, constatée le 22 février 1901, même rue.

Obs. 8. — Enfant L., frère du précédent, 4 ans, variole le 10 mars. Ces enfants, confiés pendant la maladie de la mère au dépôt, avaient été revaccinés, quelques semaines auparavant.

Obs. 9. — Enfant P., 6 ans et demi, atteint de variole à la fin d'avril. Comme pour les cas précédents, désinfection et revaccination de la maison, rue de la Clef.

Obs. 10. — Enfant A., 16 mois, vaccinée à sa naissance ; variole le 14 mai 1901. Même maison que le précédent ; on n'a pas voulu la vacciner, sous prétexte que le contaminé habitait le troisième étage, au lieu du rez-de-chaussée ; et que son âge l'en préservait.

Obs. 11. — Enfant V., 5 ans, vacciné à la naissance, variole constatée le 12 juin, rue Lacépède.

Obs. 12. — Enfant G., 3 mois, vacciné, comme le précédent, avec succès à sa naissance. Variole constatée le 16 juin ; rue Mouffetard.

BIBLIOGRAPHIE

J. Besnier. — *La revaccination des jeunes sujets comparée à celle des adultes*, Paris, in-8°, 1885.

Blache. — *Acad. de Méd.* nov. 1883.

H. Bouley. — De l'origine de la vaccine sur le cheval. *Recueil méd. vétér.*, Paris, 1862.

Boyer. — Service de vaccine de la ville de Lyon. C. R. général, 1889.

Bulletin de la Statistique Municipale de la ville de Paris.

Carrieu et Pourquier. — *La génisse source de vaccin*, Montpellier, 1880.

Chaumier. — *Méd. mod.*, 1900, p. 579.

— La question de la vaccination. Le vaccin de l'Académie. *Gaz. malad. infant.* 1901.

Chauveau. — *Comptes rendus Ac. sciences*, t. LX, LXI, LXII et LXVI.

Cloquet. — C. R. Ac. sciences, 1868.

Commenge. — *Vaccination et revaccination*, in-8°, Paris 1891.

Crookshank. — *History and pathology of vaccination*, 2 vol., London, 1889.

Delisle. — *Méd. mod.*, 1901, p. 20.

Félix et Fluck. — *Méd. mod.*, 1900, p. 563.

Fiard. — *C. R. Ac. sciences*, 1844, t. XIX.

Fouque. — *Thèse*, Paris, 1888.

Girault. — Extinction de la variole par une loi oblig. C. R. du Congrès Intern. d'hyg., 1878.

Hervieux. — Rapp. sur une épidémie de horse-pox, obs. par le docteur Moreau, *Bull. Ac. méd.*, 21 mai 1901, et C. R. de l'Ac. des sciences.

James. — *C. R. Ac. sciences*, 1844, t. xviii.

Jasieuwicz et Dubousquet-Laborderie. — Prophylaxie des mal. infect. par la vaccine, Clermont (Oise), 1895.

Josserand (E.). — *Contrib. à l'étude des contaminat. vaccinales*, Lyon, 1881.

Lafosse. — *Rec. med. vétérinaire*, t. ii, 1865.

Layet. — *Traité prat. de vaccination animale*, Bordeaux 1889.

Leclerc. — *Les services publics de vaccination*, Lyon, 1889.

Legrand. — *Méd. mod.*, 1900, n° 70, et 1901, p. 13.

Magendie et Fiard. — *C. R. Ac. des sciences*, t. xviii.

Melsens. — *C. rendus de l'Ac. des sciences.*

Nocard et Leclainche. — *Les maladies microbiennes des animaux*, Paris, 1898.

Pourquier (P.). — *C. R. Ac. des sciences*, 27 fév. 1888 et 1887.

Proust (A.). — *Rapport sur la vaccine*, Paris, 1889, in-8°.

Raspail (X.). — *La vaccine aussi inutile que dangereuse*, Paris, 1892.

Raynaud. — 1877, *C. R. Ac. sciences*, t. lxxxiv.

Rigal. — *C. R. des vaccinations et revaccinations dans le 13e corps d'armee* (1889-90-91). Clermont-Ferrand, 1891, in-8°.

Robin (Ch.). — *Comptes rendus, Ac. sciences.* Rapport, t. lxvi.

Sacquépée. — *Thèse*, Lyon (1896-97).

Sédillot. — Mémoire sur les revaccinations, *Mém. de l'Ac. des sciences*, t. viii-1840.

Strauss, Chambon, Ménard. — *C. R. Acad. sciences*, t. cxi.

Titéca. — Vaccination et auto-vaccinat. hâtive et tardive, *Mémoires Ac. Royale de Belgique*, 1886.

Vaillard et Antony. — *Archives de Méd. milit.* 1874.

Virey. — *Médecine moderne*, 2 janvier 1901.

Warlomont. — *Traité de la vaccination animale.*

IMPRIMERIE F. DEVERDUN. BUZANÇAIS (INDRE).

www.ingramcontent.com/pod-product-compliance
Lightning Source LLC
LaVergne TN
LVHW012020160826
845678LV00002B/940